María de los Ángeles Boffill Cárdenas

Plantas Diuréticas Usadas En Cuba

María de los Ángeles Boffill Cárdenas

Plantas Diuréticas Usadas En Cuba

Con actividad comprobada experimentalmente

Editorial Académica Española

Cover image: www.ingimage.com

Publisher:
Editorial Académica Española
is a trademark of
Dodo Books Indian Ocean Ltd., member of the OmniScriptum S.R.L Publishing group
str. A.Russo 15, of. 61, Chisinau-2068, Republic of Moldova Europe
Printed at: see last page
ISBN: 978-620-3-58600-8

Unidad de toxicología experimental
Universidad Médica de Villa Clara

Plantas Diuréticas Usadas En Cuba

CON ACTIVIDAD COMPROBADA EXPERIMENTALMENTE

Dra. C. Médicas María de los Ángeles Boffill Cárdenas

2021

INDICE

I. INTRODUCCIÓN

El empleo de las plantas con fines curativos, es una práctica que se ha utilizado desde el inicio de la humanidad. Durante muchos años, los remedios naturales y sobre todo, las plantas medicinales, fueron el principal, o el único recurso que se disponía. En la actualidad el valor clínico, farmacológico y económico está aún incrementando aunque esto varía ampliamente entre los países y por consiguiente las regulaciones de explotación y exportación de las mismas, le corresponde a las organizaciones de salud mundial establecer las guías que definen los criterios básicos para la evaluación de la calidad, seguridad y eficacia de las medicinas herbarias [1].

En la actualidad múltiples investigaciones se desarrollan para profundizar en el conocimiento de las especies vegetales con propiedades medicinales, incrementando las evaluaciones preclínicas que permitan comprobar sus acciones biológicas así como la determinación de los metabolitos secundarios responsables de su actividad biológica [2].

La incorporación de medicamentos herbarios al arsenal terapéutico de los laboratorios tradicionales estimula el empleo de estos en el tratamiento de enfermedades, así como a la realización de estudios investigativos que le proporcionan a los fitofármacos seguridad y calidad. Sin embargo, el uso de plantas medicinales, incluidas esas presentaciones que no son medicamentos, constituye prácticamente un problema de salud porque las personas las emplean aunque no sean aconsejadas por el médico y hasta si son desaconsejadas por él. Por ello, los sistemas de salud deben apoyar más las investigaciones dirigidas a validar usos tradicionales de plantas medicinales, así como otras terapias consideradas "complementarias", y lograr las evidencias necesarias para que entren o salgan definitivamente como recursos terapéuticos [3].

La Organización Mundial de la Salud (OMS), estructuró en 1985 un Programa de Medicina Tradicional Herbolaria, reconociendo la existencia de 119 sustancias químicas de origen vegetal, que pueden considerarse fármacos importantes, útiles en más de 60 categorías terapéuticas y obtenidas principalmente de 91 especies [4].

La introducción de la Medicina Tradicional, comienza en Cuba en el siglo XV por la colonia española y a mediados del siglo XX por el doctor Juan Tomás Roig, quien identifica 595 especies empleadas por la población cubana para diferentes usos curativos y hace un llamado a la comunidad científica nacional para que estudien dichas plantas con el objetivo de comprobar su seguridad y eficacia, planeando además la necesidad de desarrollar la industria farmacéutica nacional [5].

La etnofarmacología, es una nueva disciplina, que abarca las observaciones en el campo, así como también la descripción del uso y preparación de los remedios, la determinación botánica del material obtenido, engloba además los estudios fitoquímicos que son muy importantes para aislar los compuestos presentes en las plantas, así como las pruebas farmacológicas experimental. Esta ciencia ha tomado una gran relevancia en los últimos años, pues varias compañías farmacéuticas están interesadas en las plantas, por su gran potencial en la obtención de agentes terapéuticos novedosos, que ayuden al tratamiento de enfermedades de gran prevalencia en la población [6]. Hoy en día la medicina tradicional sobrevive de forma auténtica en los países del tercer mundo, lo que facilita la identificación de las plantas que necesitan ser validadas científicamente, sin embargo también en los países desarrollados es un renglón importante en el desarrollo de los medicamentos, destacándose su incremento sostenido en la última década [7].

Las investigaciones etnofarmacológicas están asociadas al empirismo en muchos casos, por lo que se requieren investigaciones fitoquímicas, preclínicas, clínicas y epidemiológicas que confirmen de forma fehaciente los efectos farmacológicos de las plantas y los metabolitos responsables de su efecto [3, 6].

Existen diversos estudios que deben realizarse antes de utilizar en seres humanos un medicamento herbario, sin dudas no se puede exigir lo mismo que a una nueva molécula sintetizada y que nunca el hombre ha estado expuesta a ella, con total desconocimiento de sus acciones y efectos adversos, que a una planta medicinal administrada de forma tradicional durante muchos siglos y tal vez empleada en múltiples países [8-10]. Esto no significa que podamos confiarle a la sabiduría popular la seguridad y eficacia de las plantas, pues ellas poseen numerosas sustancias con actividad biológica capaces potencialmente de producir cualquier efecto indeseable, muchos de los cuales pueden pasar inadvertidos hasta en una investigación adecuadamente diseñada. La población podría detectar aquellos efectos que tengan frecuencias altas de aparición, pero los que se presentan de manera tardía podrían pasar inadvertidos hasta para un observador bien entrenado. [8]

Algunas enfermedades, como el fallo cardíaco, la insuficiencia cardíaca crónica y moderada, el edema agudo del pulmón, el edema del síndrome nefrótico y la hipertensión arterial, entre otras, requieren para su tratamiento el uso de diuréticos, Los diuréticos son fármacos que actúan sobre los riñones incrementando el volumen de orina excretado. En la actualidad, hay muchos fármacos sintéticos que son empleados con esa finalidad; no obstante, nuestra población utiliza con este fin un número considerable de decocciones e infusiones de plantas medicinales mediante un enfoque etnomédico. [11, 12]

Las propiedades medicinales atribuidas a muchas especies de plantas mediante la sabiduría popular y la ausencia de la comprobación experimental de su actividad biológica, en muchos casos, en la literatura científica nacional e internacional sobre sus usos específicos, motivó iniciar el presente estudio para determinar cuáles de las plantas diurética más usadas tradicionalmente por la población de Villa Clara tienen en realidad una acción diurética significativa que puedan ser usadas con efectividad y seguridad.

II. OBJETIVO

El objetivo de este trabajo fue evaluar con un enfoque etnofarmacológico a las principales plantas usadas como diurética por la población de Villa

Clara y los efectos tóxicos agudos de las que presenten las mayores actividades diuréticas.

III. MARCO TEÓRICO

Generalidades sobre el uso de las plantas medicinales

Desde el comienzo de su existencia, el hombre se ha visto en la necesidad de procurarse alimentos y medicamentos, lo cual se inició probablemente, observando el hábito de los animales salvajes cuando seleccionaban las plantas y probando una y otra vez hasta escoger las adecuadas para su alimentación y cura. Estas observaciones fueron trasmitidas de una generación a otra, siendo ampliadas por sus descendientes [13].

La OMS definió como planta medicinal cualquier planta que en uno o más de sus órganos contengan sustancias que puedan ser utilizadas con finalidad terapéutica o que sean precursores para la semisíntesis químico- farmacéutica. Las acciones farmacológicas de las plantas están determinadas por sustancias químicas llamadas metabolitos, biosintetizados mayoritariamente a través de su metabolismo secundario[4].

Desde 1976 la Organización Mundial de la Salud, ha estado promoviendo la utilización de formas apropiadas de los sistemas tradicionales de medicina, como parte de los programas de Atención Primaria de Salud, y al igual que otras organizaciones prestigiosas fomenta y financia planes de desarrollo, con el objetivo de fundamentar con el debido rigor científico la utilización de las plantas medicinales[14].

En la década de los años 60 comienza en Cuba un desarrollo ascendente de la investigación científica sobre plantas medicinales y ya en la del 70 se inaugura la Estación de Plantas Medicinales "Juan Tomás Roig", con el objetivo de iniciar el estudio integral de las plantas medicinales en nuestro país, pero no fue hasta el 1980 que comenzó el verdadero trabajo de rescate de la medicina tradicional en Cuba [4, 5].

Para la prescripción de las plantas medicinales, es preciso tener en cuenta las Normas de las Especialidades Médicas para el uso de Fitofármacos y Apifármacos aprobadas por el Ministerio de Salud Publica (MINSAP) y el Programa Nacional para el Desarrollo de la Medicina Tradicional y Natural (MTN), conocer qué productos se obtienen de dichas plantas, estar actualizado en lo concerniente a su uso, así como saber utilizar las alternativas de formas naturales o farmacéuticas que estos ofrecen.[4]

La importancia de las plantas medicinales se hace más evidente en la actualidad en los países en vías de desarrollo. En Pakistán, un 80% de las personas dependen de las plantas para curarse, un 40% en la China, y la OMS ha reportado que el 80% de las personas que viven en los países en desarrollo utilizan la medicina tradicional herbolaria para resolver sus problemas de salud. En países tecnológicamente avanzados como los Estados Unidos, alrededor un 60% de la población emplea habitualmente plantas medicinales para combatir ciertas dolencias, y en Japón hay más demanda de preparados de plantas medicinales que de medicamentos oficiales. Se calcula de manera general que el 64% de la población mundial hace uso en forma no industrializada de las plantas medicinales, ya sea de sus partes enteras o en forma de infusiones. Existen varios argumentos de defensa a favor de las plantas medicinales, uno de ellos es el hecho de que son una fuente de futuros medicamentos por descubrir, ya que un inventario reciente muestra que han sido descritas hasta el momento alrededor de ciento sesenta mil sustancias de fuentes naturales [15].

Etnofarmacología como ciencia

En nuestros días se hace evidente la tendencia hacia la especialización de las ciencias. La etnobiología, la etnobotánica, la etnozoología y últimamente la etnofarmacología, son diferentes disciplinas que tienen en común el interés de identificar y catalogar el uso tradicional de la diversidad biológica. Actualmente la categorización de estas disciplinas es objeto de discusión en foros nacionales e internacionales [6].

La problemática en la actualidad, es que la disciplina etnobotánica, que en principio responde a un enfoque más amplio sobre los recursos botánicos aprovechados tradicionalmente se ha utilizado como un sinónimo de etnofarmacología, esto queda claro en un estudio etnobotánico realizado en México que concluye realizar el estudio etnofarmacológico a las especies de mayor interés después de haber realizado la evaluación etnobotánica [16].

El término de etnofarmacología etimológicamente proviene del griego "*ethnos*" que significa pueblo, "*pharmakon*" (medicamento), y "*logos*" (conocimiento). Es la ciencia que trata de la evaluación científica farmacológica de los medicamentos tradicionales. La etnofarmacología estudia los métodos de diagnóstico, prevención, ritos, posologías mediante los cuales un pueblo utiliza un recurso como medicamento (sea vegetal, animal o mineral), analiza las ideas, ritos, creencias y procedimientos de cómo estas sustancias son utilizadas frente a las enfermedades. Una vez recogido todo este conocimiento tradicional, se evalúan y contrastan las acciones farmacológicas con el fin de validar y optimizar los procederes tradicionales [17, 18].

La etnofarmacología también ha sido definida como la observación, identificación, descripción; y la investigación experimental de los ingredientes y los efectos de las drogas indígenas. Es un campo altamente interdisciplinario, no es una ciencia del pasado que utiliza un enfoque fuera de moda; constituye la columna vertebral científica en el desarrollo de terapéuticos activos basados en la medicina tradicional de varios grupos étnicos.[6]

Procedimientos para la realización de estudios etnofarmacológicos en plantas medicinales

Los estudios etnofarmacológicos deberán seguir una serie de requisitos metodológicos que aportan conocimientos relacionados con los metabolitos y sustancias químicas responsables de la actividad biológica de cada planta, con el fin de introducir un fitomedicamento al mercado farmacéutico, ellos son [19, 20, 21]:

- Identificar claramente el grupo étnico, tiempo de permanencia y la región de estudio.

- Recopilar información secundaria sobre la región y el grupo humano (geografía, cultura, socioeconomía, ecología).
- Conformar equipos interdisciplinarios (biólogos, agrónomos, sociólogos, antropólogos, farmacéuticos, etc), para el trabajo de campo que involucre informantes locales.
- Realizar visitas de campo para verificar las metodologías a seguir.
- Tomar muestras botánicas para su identificación taxonómica.
- Depositar muestra en un herbario y anotar la mayor cantidad posible de información en la etiqueta.
- Identificar claramente la(s) parte(s) de la(s) planta(s) utilizada(s) y bajo qué condiciones.
- Rescatar fielmente la información sobre los síntomas de las afecciones, la forma en que se preparan y utilizan los medicamentos, y las personas que los preparan.
- Identificar la procedencia de las plantas de acuerdo a su hábitat (bosque, área abierta, cultivo).
- Obtener el conocimiento existente sobre la abundancia relativa de la planta, así como la distribución en la región y sitios de mayor presencia.
- Obtener la información sobre procesos orientados a la protección y domesticación de la planta.
- Identificar, cuándo, cómo y quién recolecta el material vegetal y si existe comercialización.

Estrategias para la selección de las plantas a investigar

Las estrategias para afrontar el estudio de la biodiversidad vegetal para la obtención de medicamentos pueden seguir varios criterios [19, 20]

1. Selección al azar seguida de tamizaje químico o biológico, o ambos.
2. Seguimiento de usos etnomédicos de plantas (medicina tradicional herbolaria).
3. Basados en la ecología.
4. Sustentados en la quimio taxonomía.
5. Selección de la biodiversidad basada en la taxonomía botánica.
6. Genómica y metabolómica.
7. Estudios epidemiológicos.

Teniendo en cuenta la naturaleza de nuestro trabajo nos detendremos en el criterio etnomédico el cual se basa en investigar las especies vegetales con aval de uso tradicional por parte de diferentes pueblos. Se incluyen las plantas que forman parte de Sistemas Médicos Tradicionales, los cuales han evolucionado por decenas de siglos como: la Medicina Tradicional China, la Medicina Ayurveda, Siddha, Unani (de raíz Greco Árabe) de la India o la Kampo del Japón. Entre las cualidades que poseen estos sistemas médicos están: [13, 21,]

- Tienen una larga documentación histórica escrita.
- Se basan en teorías.
- Son difundidos mediante sistemas educacionales formales.
- Existe evidencia de una revisión periódica de los sistemas basados en la investigación.

Se considera también la medicina herbolaria occidental (herbalismo) practicada principalmente en Europa y Norteamérica con los recursos florísticos de estas zonas y que tiene un cierto auge en la contemporaneidad.

En gran medida se tiene en cuenta el folklore y chamanismo practicado en África y Suramérica, cuya base teórica se transmite de generación en generación por parte del chaman, curandero o practicante tradicional; en los que en muchos casos el quehacer terapéutico se combina con implicaciones espirituales y mágico religiosas. Acceder a esta información y documentarla de la forma más completa y veraz es la función de la etnobotánica de plantas medicinales [19].

Para la gran diversidad y amplitud de las fuentes etnomédicas el uso de bases de datos consiste en una herramienta importante relacionada con este criterio. Algunas de las más conocidas son: NAPRALERT (acrónimo de Natural Products Alert) (Universidad de Illinois, Chicago, N.R. Farnsworth Ed.), Medicinal and Aromatic Plants Abstract (Council for Cientific and Industrial Research, CSIR, India), Native American Ethnobotany Database. (Universidad de Michigan, D. Moerman Ed.) y la Phytochemical and Ethnobotanical Database (ARS, USDA, J. Duke Ed.).

Requerimientos metodológicos de las encuestas Tradicional of the medicine of the Island (TRAMIL)

La originalidad del sistema de análisis de Tradicional of the Medicine of the Island (TRAMIL) estriba en el acercamiento no sólo cualitativo, sino también cuantitativo del uso popular actual de las plantas medicinales, en los diferentes países del Caribe, por medio de encuestas etnofarmacológicas participativas, cuyo punto de partida no son las plantas sino los síntomas o problemas de salud tal como son percibidos por los grupos que colaboran con el cuestionario de preguntas. En cada país, la lista de los problemas de salud que sirven de base para el trabajo de investigación es elaborada por un grupo multidisciplinario y adaptada a las realidades de las comunidades que participan en las indagaciones. El total de encuestas es definido por un estadístico, basado en el número de habitantes de la región. En cada familia, la persona encuestada es preferiblemente la madre. No se buscan personas que "saben de plantas" pues se dirige a la población en general. No se establece un perfil obligado para los encuestadores, que son determinados según las realidades locales. Sólo se recomienda que sean mujeres si la lista de problemas de salud tiene afecciones específicamente femeninas. Se considera que la participación directa de médicos como encuestadores no es conveniente, pero sus criterios son de utilidad en la interpretación a las descripciones populares. Para la identificación segura de las plantas se hace necesario que la colecta de las mismas se realice cuando se haga la encuesta con el taxónomo [22].

Estudios Etnofarmacológicos en Cuba

En muchos sistemas de salud de América, Asia y Europa; es frecuente el uso de drogas vegetales y fitomedicamentos, como parte integral de la medicina convencional. En estos casos, basándose en la información médica tradicional, ha sido posible para la medicina científica validar la acción terapéutica y establecer los correctos usos de los recursos vegetales.[4]

Cuba ha desarrollado estudios etnofarmacológicos serios a partir de remedios populares, algunos de los cuales han concluido con el registro de un medicamento herbario. Se estudió a profundidad los usos tradicionales del extracto acuoso de las diferentes partes de *Mangifera indica L.* en el tratamiento de la escabiosis, la sífilis, la diabetes, la anemia, las diarreas, neoplasias y las infecciones cutáneas y se le reconocen además, propiedades analgésicas, antiinflamatorias y espasmolíticas. Ha sido de interés el estudio de las acciones antioxidantes de los extractos de la corteza de este árbol cuyo principio activo se conoce como mangiferina. Las propiedades antioxidantes de esta planta están atribuidas a la presencia de polifenoles y microelementos como el selenio en la composición del extracto que justifican por igual su efecto en el asma bronquial, el lupus eritematoso y la diabetes mellitus, todas relacionadas también, según investigaciones recientes, a contrarrestar el daño por radicales libres [12].

Otros estudios etnofarmacológicos de gran valor se llevaron a cabo en la provincia de Camagüey con el objetivo orientar la investigación farmacológica hacia aquellas plantas con un mayor aval tradicional en la población y contribuir a que la industria farmacéutica identifique nuevos agentes terapéuticos con menor toxicidad y efectos secundarios. El número total de especies de plantas utilizadas en esta región de Cuba asciende a 111, pertenecientes a 96 géneros y 55 familias de plantas vasculares. Se obtuvieron un total 116 nombres vernáculos diferentes y 173 preparaciones medicinales, incluyendo 22 formulaciones con mezclas de varias especies de plantas. Esta investigación constató además que, junto a los remedios naturales elaborados con plantas medicinales, se han usado diversos excipientes o vehículos como normas de administración popular. Así, aparte del agua, que es el más representativo por su presencia en infusiones, decocciones y maceraciones. Un total de 42 especies de las estudiadas en las distintas comunidades de Camagüey aparecen en la Farmacopea Vegetal Caribeña como resultado del Proyecto TRAMIL, pero muchas especies necesitan evaluación farmacológica y toxicológica para la comprobación de las propiedades terapéuticas atribuidas, dentro de ellas un gran número de plantas referidas por su actividad diurética [23].

Estudios preclínicos sobre la actividad diurética

Las plantas medicinales son una fuente importante de sustancias con efectos diuréticos , más de 650 mono y poli preparaciones en formas de decoción, tinturas, tabletas y capsulas son empleadas en la práctica médica después de haberse realizado un gran número de estudios que comprueben el efecto diurético de las plantas usadas tradicionalmente lo cual es un número insignificante del uso tradicional de una gran cantidad de plantas que se usan tradicionalmente y que no tienen efectos de efectividad y seguridad comprobados , lo cual es imprescindible para usarse de forma correcta estas plantas. [24]

Zanthoxylum heitzii es una planta medicinal usada en Africa Central para el tratamiento de varias enfermedades, especialmente enfermedades cardiovasculares y la hipertensión. Se determinó el efecto diurético del extracto crudo de la corteza del tronco así como su seguridad a dosis de 225, 300 y 375 mg/Kg, encontrándose un incremento del volumen de orina a las 24 horas post tratamiento que fue dosis dependiente, se demostró que el incremento de la diuresis y moderada natriuresis fueron de origen tubular.[25.]

Lagopsis supina es una planta China tradicional que se ha utilizado como diurética por siglos, para evaluar su eficiencia farmacológico, se evalúo la actividad diurética por primera vez en un extracto hidroalcohólico, comprobándose dicha acción por lo que se justifica científicamente el uso de dicha planta como agente diurético para el edema y promover el proceso diurético.[26]

La actividad diurética y antiinflamatoria de los extractos metanólico de dos variedades de Cicer arietinum se realizó utilizando dosis de 200 y 400 mg/Kg administradas oralmente. Se encontró incremento significativo en la actividad diurética a las 12 y 24 horas después del tratamiento.[27]

El empleo de las técnicas de farmacología experimental aplicada a la actividad diurética ha sido también intenso en Cuba., en donde se ha realizado varios trabajos experimentales que han comprobado el efecto diurético de varias plantas. La Unidad de Toxicología Experimental de la Universidad de Ciencias Médicas de Villa Clara evaluó el efecto diurético de algunas plantas a las que se atribuye esta acción farmacológica de forma tradicional; fueron estudiados con este fin los extractos hidroalcohólicos de la parte aérea de la *Bidens alba* L. (romerillo), las semillas de la *Carica papaya* L. (furta bomba), la parte aérea del *Rhoeo spathacea* (Sw) Stearn (Cordován), la parte aérea del *Costus cylindricus* Jacq. (caña de la india) y las hojas de la *Capralia biflora* (esclaviosa), evaluándose además el potencial tóxico mediante una dosis única a las más efectivas desde el punto de vista farmacológico. Además se realizó el tamizaje fitoquímico de estos extractos buscando los metabolitos que pudieran ser los responsables de la actividad referida [28,29].

En la Universidad Central "Marta Abreu" de Las Villas, se estudiaron las propiedades diuréticas de *Boldoa purpurascens* Cav (nitro blanco) y se aisló una flavona de la planta que presenta un marcado efecto diurético; comprobándose que la eficacia diurética del extracto acuoso liofilizado de esta planta está vinculado al contenido de flavonoides [30].

En la Universidad de Ciencias Médicas de Camagüey, un grupo de investigadores han utilizado el modelo de ratas Wistar para evaluar la acción diurética de otras plantas con actividad atribuida por la población cubana, se utilizó la decocción de las mismas y como control positivo la hidroclorotiazida. Fue estudiada la acción diurética de *Achyranthes aspera* L. (rabo de gato), *Xanthium strumarium* L. (guizaso de caballo) y *Lepidium virginicum* L. (mastuerzo), se demostró que el efecto de todas las plantas fue incrementar el volumen de orina de forma significativa cuando se comparan con el control negativo, y en el caso de *Lepidium virginicum* L., fue superior al producido por la hidroclorotiazida; ninguna de estas plantas presentó efectos tóxicos agudos con una dosis límite de 2000 mg/kg PV. [31] El efecto diurético de *Commelina elegans* H. B. K. (canutillo), [32] de *Bryophyllum pinnata Lam* (siempreviva) [33] y de *Peperomia pellucida* L H. B. K (corazón de hombre) [34] fue también investigado, este efecto fue similar a las plantas anteriormente señaladas.

Otro grupo de investigadores de la Universidad de Ciencias Médicas de Santiago de Cuba han determinado el efecto diurético de *Postulaca olereasa* (bledo blanco), de *Tribulis cistoides* (abrojo) y de la tintura al 30 % de *Tamarindus indica* (tamarindo), utilizando la furosemida como control positivo, encontrándose un efecto diurético similar a la furosemida. [35]

La mayoría de los estudios realizados hasta el momento en estas plantas han sido mediante una dosis única, sin embargo los diuréticos se usan generalmente en el tratamiento de enfermedades crónicas por un largo período de tiempo. Es por esta razón que es necesario realizar estudios sobre la administración continuada de las preparaciones de las plantas, ya que en las evaluaciones agudas no se pueden apreciar los efectos crónicos que la misma pueda producir en el metabolismo [28].

Estudio de los metabolitos presentes en las plantas medicinales

En las plantas medicinales los principios activos se hallan siempre biológicamente equilibrados por la presencia de sustancias complementarias, que van a potenciarse entre sí, de forma que en general no se acumulan en el organismo, y sus efectos indeseables están limitados. Sin embargo, a pesar de que han aumentado las investigaciones y estudios científicos, todavía no se conocen muchos de los principios activos a los que deben sus extraordinarias cualidades. Es de gran importancia recordar la forma de recolección y conservación de las plantas, ya que las células vegetales, desde el mismo momento de la recolección, sufren un cierto número de transformaciones biológicas. Así al separar la parte aérea de la raíz, se provoca una interrupción del flujo alimenticio y de transpiración. Las enzimas que contiene, y que antes favorecían la formación de materias activas, empiezan ahora a descomponerla. En el organismo vegetal, las anteriores reacciones de síntesis orgánica, comienzan a ser suplantadas por reacciones de degradación, y el producto se transforma desde el punto de vista químico. Estas transformaciones se manifiestan con emisión de olor, modificación del color, etc. Una incorrecta recolección y desecación, aumenta la cantidad de productos de degradación, perdiendo la planta parte de su calidad. Los metabolitos y sustancias químicas pueden aparecer en toda la planta, aunque generalmente las raíces y la corteza presentan los niveles más altos. Las flores, hojas, semillas y frutos, son partes que contienen muchos de ellos [36].

Metabolitos responsables de la acción diurética

Se ha planteado la presencia de flavonoides como posibles metabolitos responsables de la acción diurética de muchas plantas. [37] Por otra parte se ha inferido esta actividad al contenido inorgánico de sales potásicas, pues la literatura refiere gran cantidad de plantas diuréticas cuyos metabolitos responsables son las sales potásicas. El potasio es un catión intracelular que cuando aparece en concentración relativamente alta en el líquido extracelular, es filtrado rápidamente a través del glomérulo renal. Como el túbulo es incapaz de reabsorberlo se elimina ligado a una cantidad proporcional de agua, lo que supone un incremento de la diuresis. Se describen varios estudios en los que se han comprobado la presencia de metabolitos y componentes químicos que quizás sean los responsables de la actividad diurética, tal es el caso de la planta ampliamente estudiada *Boldoa purpurascen* Cav. a la que se le determinó desde el punto de vista fitoquímico la presencia de taninos, varios tipos de flavonoides y saponinas. De los flavonoides aislados en esta planta, [30] se demostró la acción diurética de dos de ellos:

- 4',5-dihidroxi-6,7-metilendioxiflavona-3-O-α-L-ramnopiranosil-(1→2)-α-L-arabinopiranosida
- 4',5-dihidroxi-6,7-metilendioxiflavona-3-O-β-D-xilopiranósida

Ambos compuestos aislados de la planta han mostraron un efecto mayor al obtenido con el extracto acuoso.

De manera general la acción diurética de muchas plantas puede ser explicada por la presencia de metabolitos secundarios tales como los aceites esenciales, alcaloides, flavonoides y saponósidos, terpenos y diterpenos. [38]

Fármacos diuréticos. Principales mecanismos de acción

Para poder entender los mecanismos asociados con la diuresis es preciso hacer mención a la nefrona, unidad de estructura y función del riñón y al mecanismo de acción de los fármacos que provocan diuresis. Los riñones son órganos muy vascularizados y relacionados directamente con la regulación de volumen, la composición de liquido extracelular y la eliminación de productos de desecho. Estas funciones son realizadas básicamente por la nefrona a través de dos procesos consecutivos, la filtración glomerular y el transporte tubular (reabsorción y secreción), los cuales dan origen a la formación de la orina. [39]

El riñón tiene en condiciones fisiológicas una contribución decisiva en el mantenimiento del balance de sodio, agua, potasio y otros iones así como en la regulación del equilibrio ácido - básico del organismo. [40]

Por definición los diuréticos son fármacos que estimulan la excreción renal de agua y de electrolitos por lo que son utilizados para regular tanto el volumen como la composición del medio interno en diferentes afecciones como la hipertensión, insuficiencia cardiaca, síndromes nefróticos, entre otros. Históricamente, la clasificación de los diuréticos ha sido variada, considerándose en ello: el sitio de acción (diuréticos de asa), eficiencia (diuréticos de techo alto), estructura química (diuréticos tiazida), similitud de acción con otros diuréticos (diuréticos parecidos a tiazidas), efectos sobre la excreción de potasio (diuréticos ahorradores de potasio) y otros. [39]

Mecanismo y sitio de acción de los fármacos diuréticos más usados

Diuréticos tiazidas: (Hidroclorotiazida y Clortalidona)

Son compuestos químicos derivados de las sulfamidas. Se trata de los diuréticos más ampliamente utilizados en tratamientos prolongados o permanentes. Se denominan *"de bajo techo"* o de baja potencia en contraposición con los diuréticos de asa que presentan una potencia diurética mayor. Inhiben la reabsorción de Na^+ en el túbulo distal y en el segmento colector, aumentan la excreción de K^+ y HCO_3^- (inhibición de la anhidrasa carbónica), disminuyen la excreción de Ca^{2+} y ácido úrico. Producen depleción de volumen y disminución de las resistencias periféricas. Los diuréticos de techo alto o diurético de asa: (Furosemida) ejercen su efecto diurético de forma principal en el asa de Henle, es el grupo de mayor potencia diurética y se utilizan en casos agudos en los que se necesita efecto diurético rápido e intenso, o también en patología crónica cuando no se consigue el efecto terapéutico con diuréticos menos potentes, también se denominan diuréticos de "alto techo". Los Diuréticos ahorradores de potasio: (Espironolactona), son los diuréticos de menor potencia, se suelen utilizar en asociación con tiazidas o diuréticos de asa para disminuir sus efectos secundarios ya que permiten una dosificación menor sin pérdida del efecto diurético, a la vez que disminuyen la excesiva pérdida de potasio. Bloquean los canales de Na^+ en el túbulo colector cortical inhibiendo la secreción de K^+ e hidrogeniones (triamtereno y amilorida) o bloquean los receptores de aldosterona en el túbulo distal por inhibición competitiva. Los diuréticos inhibidores de la anhidrasa carbónica (Acetazolamida) Suiprimen por completo la reabsorción de $NaHCO_3$ en el túbulo proximal, aumentan la osmolaridad del líquido tubular, oponiéndose a la reabsorción de agua e impidiendo indirectamente la de sodio y de cloruro en la rama fina descendente del asa de Henle y en el tubo colector. En la zona medular de la rama ascendente del asa son capaces de disminuir la reabsorción de cloruro de sodio. [40]

3.6.2. Mecanismo de acción de las plantas diuréticas

La acción diurética en las plantas medicinales puede ser causada por principios activos de naturaleza química muy variada. Frecuentemente, la presencia de varios de estos principios activos en la misma droga son los responsables de la acción diurética, aunque no está claro el grado de contribución de cada uno de ellos a la actividad diurética total de la droga. Los principales principios activos que pueden intervenir en la acción diurética son: aceites esenciales, flavonoides, alcaloides, saponósidos, bases xantínicas y sales de potasio, [30] y terpenos y diterpenos. [38]

Muchos de mecanismos bien establecidos como canales de agua, transportadores renales, y las vías del óxido nítrico-cGMP, prostaglandinas cAMP, y los sistemas de renina-angiotensina, anhidrasa carbónica y los efectos osmóticos están conectados con a la actividad diurética de estos agentes naturales, En cuanto a su mecanismo de acción, parece ser que algunos aceites esenciales, saponósidos y flavonoides podrían actuar a nivel glomerular más que a nivel tubular, provocando un aumento de la circulación renal e incrementando así de la tasa de filtración glomerular y la formación de orina primaria, el efecto obtenido sería, por tanto, una acuaresis, sin embargo la vía central responsables para la actividad diurética debido a los diferentes principios activos que están presentes las mismas aún no están totalmente dilucidados [41]

La poderosa acción diurética de Boldoa purpurascens Cav., una de las plantas de la cual se refieren diferentes estudios está relacionada con la presencia de flavonoides. En investigaciones recientes se aislaron y caracterizaron cuatro glucósidos derivados de flavonoides, tres de los cuales constituyeron nuevos productos y uno de ellos ya patentado con actividad diurética comprobada. [30]

De forma general, algunas plantas con propiedades diuréticas se clasifican desde el punto de vista químico en:

1. Drogas con saponósidos: Que poseen propiedades tensoactivas que conllevan a un aumento de la permeabilidad de la membrana filtrante glomerular acompañado de una congestión local.
2. Drogas con flavonoides: Que afectan la permeabilidad de la membrana celular, al tiempo que inhiben a la fosfatasa renal, todo ello complementado por el efecto vasoprotector capilarotropo que mejora la micro circulación a nivel de todo el organismo.
3. Drogas con bases xánticas: Son de especial interés en el edema cardíaco.
4. Drogas con glúcidos: Algunos aumentan la diuresis por mecanismos osmóticos (manitol) y otros inhiben la reabsorción activa de NA^+ en el túbulo proximal, actuando como natriurético.

No cabe duda de los intentos realizados por estudiar desde el punto de vista científico las propiedades diuréticas de las plantas medicinales, Sin embargo aún se requiere del estudio de los mecanismos de acción de muchas especies vegetales que se utilizan con estos fines. A diferencias de otras técnicas de farmacología experimental el mecanismo de acción por el cual transcurre este efecto se basa en la eliminación de iones K^+, Na^+, Cl^- y no requiere de complejos estudios a nivel molecular, siendo más asequibles para nuestros laboratorios de farmacología experimental [42].

IV. MATERIAL Y MÉTODOS

Diseño experimental

Se realizó un estudio etnofarmacológico y preclínico combinando diferentes métodos y técnicas de la investigación cualitativa y cuantitativa en la Unidad de Toxicología Experimental (UTEX) de la Universidad de Ciencias Médicas de Villa Clara " Dr. Serafín Ruiz de Zárate Ruiz". El mismo se desarrolló desde Septiembre de 2008 hasta febrero del 2011. La realización del estudio, se llevó a cabo en tres etapas: una primera etapa de identificación etnofarmacológica, una segunda etapa de determinación del efecto diurético y una tercera etapa de evaluación de la toxicología aguda de las plantas con mayor actividad diurética.

Etapa 1. Identificación Etnofarmacológica

El universo de estudio estuvo constituido por la totalidad de yerberos, conocedores de plantas y médicos expertos en fitoterapia, pertenecientes a los Municipios de Corralillo, Santo Domingo, Quemado de Güines, Sagua la Grande, Cifuentes, Santa Clara, Remedio, Manicaragua, Caibarién y Camajuaní de la provincia Villa Clara.

Se realizó un muestreo intencional no probabilístico hasta la saturación de la información. Se entrevistaron 30 yerberos (informantes claves), se encuestaron 215 conocedores de plantas y 5 médicos expertos en medicina tradicional con conocimiento de fitoterapia clínica. El grupo quedó conformado a partir de su conocimiento sobre el uso de las plantas, que por su formación académica se consideró como grupo heterogéneo, tomándose para algunos casos los criterios populares y para otros el saber científico. Siempre se tuvo en cuenta la autonomía y disposición de los informantes para cooperar en la investigación.

Personal del cual se obtuvo la información de las plantas

Yerbero: persona que se dedica a la venta de yerbas, especialmente las de uso medicinal y se incluye además en esta categoría, al individuo que sin ser médico ni poseer un título oficial ejerce prácticas curativas empíricas o rituales empleando yerbas y que además posee secretos sobre la curación a base de remedios con plantas.

Conocedor de planta: Se considera a la persona que posee conocimientos sobre el uso popular de plantas, ya sea por su experiencia de uso cotidiano o por tradiciones que ha heredado de sus antepasados en la comunidad donde habita. Generalmente son ancianos.

Médico experto en fitoterapia: Persona legalmente autorizada para profesar y ejercer la medicina que utiliza las plantas medicinales como una vía frecuente de tratamiento de algunas enfermedades. Especialista en Medicina Natural y Tradicional o Master en Medicina Bioenergética y Natural, con más de 15 años de experiencia profesional, categoría docente y/o científica de Auxiliar o Titular. En un primer momento de la investigación etnofarmacológica se realizó una *revisión documental* sobre los principales trabajos científicos que abordan el tema de las plantas diuréticas utilizando para ello las siguientes categorías de búsqueda (plantas diuréticas, validación farmacológica y reporte etnomédico). En un segundo momento se aplicó una *entrevista en profundidad* a los principales yerberos (informantes claves) del territorio (Anexo 1) para conocer las principales plantas medicinales utilizadas de forma tradicional con fines diuréticos.

En un tercer momento se aplicó un cuestionario a conocedores de plantas en cada una de las comunidades estudiadas, enfocando la búsqueda de información hacia ancianos y personal con tradición en uso de plantas medicinales. (Anexo 2) Finalmente se realizó una entrevista focalizada a médicos expertos para diferenciar el saber científico del 8popular. (Anexo 3) [22].

Análisis de los datos cualitativos

Se utilizó la triangulación como metodología fundamental de análisis con el propósito de contrastar y establecer un control cruzado de los datos obtenidos por las diferentes vías de información como se explica a continuación.

Los resultados de la revisión documental realizada en las plantas diuréticas, su determinación experimental y el enfoque etnomédico fueron triangulados entre sí para identificar las que carecían de determinación preclínica. La información obtenida a partir de las encuestas aplicadas a los conocedores se contrastó con los resultados obtenidos en las entrevistas a los yerberos y las entrevistas focalizadas.

Este proceso nos permitió hacer un descarte de las no coincidencias (conocimiento refinado) para obtener las principales plantas utilizadas como diuréticas por la población analizada que carecen de validación experimental y que necesitan ser estudiadas desde el punto de vista científico. Las no concordancias obtenidas fueron trianguladas teóricamente para no descartar información que pudiera de ser de utilidad.

Nivel de uso significativo (UST).

Para estimar el nivel de uso significativo para cada especie y verificar su aceptación cultural, se utilizó la metodología que se usa **TRAMIL**[22]. Esta metodología expresa que aquellos usos medicinales que son citados con una frecuencia superior o igual al 20%, por las personas encuestadas que usan plantas como primer recurso para un determinado problema de salud, pueden considerarse significativos desde el punto de vista de su aceptación cultural y, por lo tanto, merecen su evaluación científica. El UST se calcula dividiendo el número de citaciones de uso para cada especie (s), entre el número de informantes encuestados, según la siguiente ecuación:

UST = Uso Especie(s) 100 /ni

Donde: Uso Especie (s) = número de citaciones para cada especie.

ni = número de informantes.

Etapa 2. Determinación del efecto diurético

Como modelos biológicos se utilizó ratas albinas de las líneas: *Sprague Dawley* (S/D) y *Wistar*, con un peso comprendido entre 180-220g. Se seleccionó estas especies por ser la recomendada para este estudio farmacológico, y por contar con una amplia base de datos farmacotoxicológica y poseer la suficiente experiencia de trabajo con este modelo biológico.

Las plantas medicinales seleccionadas en la etapa I se recolectaron recogiéndose de cada una de ellas los datos correspondientes al lugar de recolección, fecha y hora, estado dentro del ciclo de la planta y parte de la planta recolectada identificándose botánicamente por un especialista.

Del *Allium cepa* L. y *Citrus aurantium* L. se obtuvo su jugo natural. El material recolectado de las restantes plantas, después de verificar la ausencia de materia extraña, fue secado en una estufa a 40°C y reducido a polvo fino mediante un molino (Retsch 6 mbh 5657 tipo SR-2 with a sieve of 2,0 mm). De las plantas *Persea americana Mill, Roystonea Regia O.F., Zanthoxylum fagara* L., *Nectandra coriacea* (Sw), *Caesalpinia bahamensis Lam.* y *Urera baccifera* L. se elaboraron decocciones al 30% (30 g del material seco en 100 mL de agua destilada). A partir de la droga seca las plantas restantes fueron utilizadas en la elaboración de extractos hidroalcohólicos, obtenidos por percolación en el Laboratorio Provincial de Medicamentos de Villa Clara. Cada extracto fue sometido a un control de calidad según las normas cubanas establecidas y caracterizadas atendiendo al número de lote, contenido alcohólico promedio, características organolépticas, índice de refracción, pH, densidad y sólidos totales.

Controles utilizados. Para la comparación de la efectividad de las sustancias de ensayos fueron utilizados dos controles, un control negativo con la solución de cloruro de sodio (NaCl 0,9 %) y uno positivo tratado con furosemida 20 mg/mL[28, 30].

Variables Informativas:

- Registros promedios diarios de temperatura y humedad relativa en el local de alojamiento de los animales.

Variables de control:

- Horario de administración del producto.
- Volumen de administración
- Dosis del producto a administrar

Variables de repuestas:

Se medió el volumen de orina a los diferentes tiempos: ½, 1, 2, 3, 4 y 6 horas de la administración de todos los animales de los grupos estudiados.

Para la determinación de las variables **Excreción urinaria, acción diurética y actividad diurética (AD)** se utilizó el valor del volumen de orina / Kg pv, excretado a las 6 horas. Estas variables relacionadas con la diuresis fueron calculadas mediante las fórmulas descritas a continuación:

$$\text{Excreción urinaria} = \frac{\text{Orina producida}}{\text{Solución fisiológica administrada}} \times 100$$

$$\text{Acción diurética} = \frac{\text{Excreción urinaria grupo tratado}}{\text{Excreción urinaria grupo control}}$$

$$\text{Actividad diurética (AD)} = \frac{\text{Acción diurética}}{\text{Acción diurética fármaco dependencia}}$$

La **Actividad diurética (AD)** constituye la variable más objetiva del estudio y se define como la magnitud en que la preparación estudiada es capaz de incrementar de manera significativa el volumen de orina y se clasifica en:

Alta: AD ≥ 0.90

Moderada: AD (0.89-0.70)

Baja: AD (0.69-0.50)

Nula AD<0.50

Descripción cronológica del procedimiento experimental

Suministro: los animales fueron suministrados por el Centro Nacional para la Producción de Animales de Laboratorio (CENPALAB), acompañados de su correspondiente certificado de calidad higiénica sanitaria.

Período de adaptación y/o cuarentena: Una vez llegados los animales al centro fueron sometidos a cuarentena por 7 días, a una temperatura de 22 ± 2 ^{o} C, con una humedad de 40 – 70 % y ciclo de luz/oscuridad 12/12 horas para lograr su adaptación y efectuarle los correspondientes análisis para la aceptación del lote.

Aleatorización: los animales que terminaron la cuarentena con un estado de salud general aceptable y certificados como saludables fueron distribuidas al azar en 17 grupos diferentes de 8 animales cada uno. Se alojaron en cajas T-4 con fondo de rejilla a razón de 5 animales por caja.

El alimento consistió en dieta comercial EMO 1001 (ALYco®) con su correspondientes certificados de calidad emitido por el centro productor. El consumo de alimentos y agua durante la cuarentena fue a*d libitum*, siendo esta última de calidad apta para el consumo humano. Durante el estudio los animales fueron privados de alimento 18 horas antes de la administración de las sustancias de ensayo y se les suprimió el agua 1 hora antes del ensayo.

Procedimiento experimental:

Para la evaluación de la actividad diuréticas de cada una de las plantas se conformaron los siguientes grupos experimentales: el grupo I recibió furosemida a la dosis de 20 mg/Kg (control de referencia); grupo II recibió cloruro de sodio 0.9% y el grupo III correspondió a los grupos tratados con cada una de las 15 plantas estudiadas, que recibieron en todos los casos una dosis de 400 mg/Kg pv sobre la base de los sólidos totales (tanto para los extractos hidroalcohólicos, las decocciones como para los jugos). La dosis fue completada con cloruro de sodio 0.9% para lograr una sobrecarga hidrosalina en un volumen total de 40ml /Kg pv. Todas las sustancias se administraron vía oral utilizando una cánula intragástrica 18 G.

La eutanasia se realizó a las 24 horas de culminado el estudio mediante anestesia con éter etílico. Todos los animales de los diferentes grupos fueron alojados en cajas metabólicas que permitió la recolección de la orina y medir su volumen a la ½, 1, 2, 3, 4, 5, y 6.

El estudio fue conducido teniendo en cuenta las Buenas Prácticas de Laboratorio (BPL). Se respetó todos los principios éticos que rigen la experimentación animal, garantizando el bienestar y la protección de los mismos, tanto por la sensibilidad humana ante el sufrimiento animal, como por garantizar la validez de los resultados obtenidos.

Los datos generados durante el experimento fueron recogidos en la libreta de datos primarios y se archivaron junto al protocolo e informe final en la Unidad de Garantía de la Calidad de la Unidad de Toxicología Experimental de Villa Clara. Los datos obtenidos durante el estudio fueron tabulados y almacenados en una base de datos en Excel y el procesamiento estadístico se realizó con el programa SPSS versión 17.0 para Windows. Para el procesamiento estadístico se determinó la media y la desviación estándar de cada uno de los grupos y fueron comparados utilizando las pruebas de Kruskal-Wallis y Las plantas más reportadas como diuréticas con un valor de uso superior al 20 % fueron 21, de las cuales 16 no tenían comprobado su efecto diurético. U de Mann Whitney. Se consideró el nivel de significación: $p<0,05$ (significativo).

Etapa 3. Evaluación de la toxicidad aguda de las plantas que mostraron una mayor actividad diurética.

La evaluación de la toxicidad aguda se realizó por el método de las clases (CTA). Este método es un estudio de toxicidad alternativo reproducible, validado internacionalmente que utiliza una cantidad considerablemente menor de animales (3 hembras y 3 machos) con respecto al test clásico de toxicidad LD_{50}, cuando se tiene referencia de que la sustancia de ensayo no presenta signos de toxicidad aparente como es el caso que nos ocupa se utiliza una dosis límite de 2000 mg/Kg de pv.

Se emplearon ratas Sprague Dawley, procedentes del Centro Nacional para la Producción de Animales de Laboratorio (CENPALAB), de rango de peso comprendido entre 150 y 200 gramos, adultas, jóvenes y de ambos sexos, las que fueron mantenidas en las siguientes condiciones ambientales: temperatura: 22 ± 2 °C, humedad relativa: 40-70%, ciclo luz-oscuridad: 12/12 horas, intensidad luminosa: 200-250 Lux.

Recibieron como alimento la dieta comercial estipulada para la especie, con el correspondiente certificado de calidad. El agua de la pila apta para consumo humano. Se permitió libre acceso tanto al agua como a los alimentos. Se retiró el alimento a los animales la tarde anterior (16-18 horas). La sustancia fue administrada por vía oral, en dosis única mediante cánula intragástrica 16 G. Siempre se comenzó por las hembras y posteriormente se dosificaron los machos. Se retiró el alimento a los animales la tarde anterior que condujo a un ayuno de 18 h.

Las plantas fueron colectadas acorde a las normas establecidas a tal efecto y los extractos fueron confeccionados en el Laboratorio Provincial de Plantas Medicinales. Posteriormente fueron roto-evaporados para lograr una concentración efectiva en base a los sólidos totales. Las sustancias de prueba se administraron a volumen constante variando la concentración de la solución.

Los animales fueron observados de manera sistemática durante los primeros 30 min, periódicamente durante las primeras 24 h, con especial atención durante las primeras 4 h y diariamente hasta los 14 días del experimento.

Las observaciones estuvieron dirigidas a la determinación de: muerte, tiempo de ocurrencia de la muerte, signos y síntomas de toxicidad además de su comienzo y duración además de cambios en la piel, membranas de mucosas y ojos, también, en el sistema respiratorio, circulatorio, sistema nervioso central y autónomo y en la actividad somatomotora y conducta, se prestó especial atención a la ocurrencia de tremor, convulsiones, salivación, diarrea, letargo, somnolencia y coma. El peso corporal fue controlado antes de la dosificación de las sustancias y los días 7 y 14 del experimento. Se procedió al sacrificio de los animales el día 14 de la administración, previamente se efectuó una rigurosa inspección clínica de los animales (piel, mucosas, masas palpables y sistema osteomioarticular) y posteriormente se efectuaron estudios anatomopatológicos macroscópicos.

V. RESULTADOS Y DISCUSIÓN

Etapa 1. Identificación Etnofarmacológica

Durante la *revisión documental* sobre los principales trabajos científicos que abordan el tema de las plantas diuréticas se listaron 179 plantas que la población utiliza con fines diuréticos[11], que pertenecen a 78 familias diferentes, lo cual evidencia que su selección no obedece a un criterio quimio taxonómico, sino al azar. Las familias más representadas son las Gramináceas con 12 plantas, las Papilionáceas con 11, las Compuestas con 10, las Solanáceas con 6, y las Amarantáceas y Malváceas con 5 plantas, respectivamente.

Debido a la gran variabilidad de las familias y de las especies que se les atribuyen acción diurética, no hay uniformidad en la composición química de las mismas que pudiera ser la responsable de dicha acción ya que los tipos y cantidades de los metabolitos secundarios responsables de una acción farmacológica dada varían según la familia a la cual pertenecen.

En la entrevista en profundidad realizada a los 30 yerberos se refiere la utilización de 21 especies de plantas que corresponden a 16 familias botánicas, con sus nombres científicos y vulgares o vernáculos en Cuba, así como su valor de uso (Tabla 1). A algunas de estas plantas se les conoció más por otras acciones farmacológicas, pero a pesar de ello se incluyeron en la investigación por carecer de la determinación experimental del efecto diurético. Los nombres vulgares ayudaron a la identificación de las plantas, pues los yerberos no manejaban el nombre científico de la gran mayoría. La forma de preparación más empleada fue la decocción, pero no sin ser precisos en la cantidad de droga seca por volumen de solución. Se reportó en muchos casos la administración de la infusión de la planta y en otros beberla como agua común, recomendándose adicionar hasta 10 hojas de la planta para preparar el cocimiento.

Tabla 1. Relación de plantas medicinales, que fueron reportadas como las más usadas como diuréticas

No	Familia	(Especie)	Nombre Vernáculo	Usos Populares	Parte Utilizada	Preparación	Nivel de Uso %
1	Nyctaginaceae	*Boldoa purpurascens Cav*	Nitro blanco	Diurético, antiséptico	Hojas	decocción	56.6
2	Rutaceae	*Zanthoxylum fagara L.*	Araña gato	Artritis, Diurético	Corteza	decocción	24.4
3	Lauráceas	*Persea Americana Miller*	Aguacate	Diurético	Hojas	decocción	41.1
4	Cesalpináceas	*Caesalpinia bahamensis Lam.*	Brasilete	Diurético	Leño y corteza	Decocción, maceración	34.4
5	Poaceae (Graminae)	*Zea mays L.*	Maíz	Diurético	Estilos	decocción	35.2
6	Cesalpináceas	*Tamarindus indica L.*	Tamarindo	Diurético	Frutos	jugo	31.1
7	Alliaceae	*Allium cepa L.*	Cebolla	Diurético	Bulbo	jugo	34
8	Urticáceas	*Urera baccifera L.*	Chichicate	Diurético	Raíces	decocción	46.6
9	Asteraceae	*Parthenium hysterophorus L*	Escoba amarga	Diurético	Planta Entera	decocción	34
10	Cesalpináceas	*Cassia alata L.*	Guacamaya francesa	Diurético	Hojas y flores	decocción	35.2
11	Anacardiaceae	*Manguifera indica L.*	Manga blanca	Diurético	Fruto	Jugo	28.8
12	Rutáceas	*Citrus aurantium L.*	Naranja agria	Diurético	Fruto	Jugo	32
13	Labiadas	*(Origanum vulgare*	Orégano	Diurético	Hojas	decocción	28
14	Commelináceas	*Rhoeo discolor (L'Her.)*	Cordobán	Diurético	parte aérea	Raíces	31
15	Gramineaceae	*Costus cylindricus Jack*	Caña de la india	Diurético	Parte área	decocción	53.3
16	Asteraceae	*Bidens pilosa L.*	Romerillo	Diurético	Parte aérea	decocción	33.3
17	Caricáceas	*Carica papaya L.*	Fruta bomba	Diurético	Frutos y látex	natural	25.6
18	Zingiberaceae	*Costus pictus D. Don*	Caña mexicana	Diurético	Hojas	decocción	28.8
19	Lauráceas	*Nectandra coriacea Sw.*	Sigua	Diurético	Tallo	decocción	54
20	Arecaceae	*Roystonea Regia O.F.*	Palma Real	Diurético	Raíz	decocción	56.6
21	Mimosaceae	*Dichrostachys cinerea* (L.) Wight & Arn	Marabú	Diurético	Parte aérea	decocción	31.1

Estos resultados coinciden con una investigación etnofarmacológica desarrollada en la provincia de Camaguey donde se reportaron un total de 111 especies, pertenecientes a 96 géneros y 55 familias de plantas, En este estudio se ha constatado que, junto a los remedios naturales elaborados con plantas medicinales, se han usado diversos excipientes o vehículos como formas de administración popular pero es la decocción, la forma más frecuente de elaboración [23].

Han pasado muchos años y los descendientes de aquellos hombres africanos, mantienen las tradiciones de sus ancestros. Hay que considerar que en Cuba no solo han llegado hijos de diferentes regiones de la tierra africana, sino también de otros pueblos que han dejado su huella imperecedera en varios aspectos de la cultura nacional y dentro de ellas, la costumbre de curar sus dolencias y enfermedades con las plantas [43]. Esto condiciona que a pesar de los adelantos de la industria farmacéutica y el desarrollo de la medicina en Cuba, tanto en la ciudad como en el campo todavía tiene vigencia la fitoterapia tradicional para resolver diferentes problemas de salud. El pueblo continúa valiéndose de las plantas para aliviar o curar sus enfermedades ya sea, como primer recurso antes de acudir al médico o al unísono de las prescripciones de los facultativos

El *cuestionario* aplicado a conocedores de plantas en cada una de las comunidades estudiadas arrojó gran coincidencia entre las plantas identificadas en la entrevista a yerberos. Los conocedores refirieron que han prescrito plantas diuréticas, fundamentalmente a familiares y vecinos, y recomendando su uso por más de una semana, con total desconocimiento de sus contraindicaciones.

La *entrevista focalizada* dirigida a los médicos expertos en fitoterapia con conocimientos de fitoterapia clínica evidenció que ellos, a diferencia de los conocedores, dominaban los nombres científicos de algunas especies y conocían en muy poca medida su composición química. En relación con la forma de prescripción de las plantas diuréticas, algunos de ellos refirieron prescribirlas a pesar de conocer la carencia de validación experimental. Todos los médicos expresaron haber indicado algunas de ellas, apreciándose siempre la mejoría del paciente sin tener en cuenta los fracasos terapéuticos. Las plantas recomendadas por el personal médico que carecen de validación experimental coincidieron en la mayoría de los casos con algunas de las utilizadas en el Valle de San Andrés de Pinar del Río, donde se listaron más de 30 especies obtenidas del saber popular y reportado en la literatura científica[44].

Triangulación

Los resultados de la triangulación de la revisión documental realizada en las plantas diuréticas, su validación y enfoque etnomédico permitió conocer que del total de plantas reportadas existen muy pocas en las que se ha realizado estudios preclínicos de farmacología y toxicología experimental. De las 179 plantas, sólo 17 (9%) han sido evaluadas de forma experimental, lo que justifica la necesidad de comprobar científicamente el efecto diurético de las mismas para garantizar su uso seguro y eficiente, ya que la atribución de tal propiedad pudiera estar influenciada por su forma de administración (infusión o decocción), que implican la ingestión de un volumen grande de líquidos, pudiendo incrementar la orina excretada, sin que exista realmente una acción diurética.

Por otra parte la triangulación de los resultados obtenidos a partir de las entrevistas a yerberos, el cuestionario aplicado a conocedores y la entrevista focalizada a los prescriptores, permitió conocer la existencia de coincidencias entre los tres instrumentos aplicados respecto a:

- Muchas de las plantas referidas por los yerberos, conocedores y médicos coinciden con las encontradas en la literatura científica.
- Un número muy escaso de las plantas referidas por los yerberos tienen corroboradas científicamente su acción diurética.
- Hubo coincidencia entre todos los entrevistados de que estas plantas necesitan ser estudiadas con fines científicos y corroborar el efecto diurético.

Se han desarrollado investigaciones fitoquímicas que logran correlacionar a los metabolitos como flavonoides, aceites esenciales, saponósidos con la actividad diurética. Se identificó que la gran mayoría de las plantas utilizadas con fines diuréticos no cuentan con todos los estudios establecidos para ser incluida dentro del listado de plantas medicinales aprobadas por el Ministerio de Salud Pública (MINSAP), ni aparecen reportadas en el Sistema Cubano de Información en Fitomedicina (Fitomed). De las 21 las plantas que fueron seleccionadas según su valor de uso, no se han validado el efecto diurético a 16 de ellas (76.2%), además de desconocerse de manera general su composición química y los metabolitos responsables del efecto diurético, aspecto este que coincide con los resultados del estudio realizado en Camagüey [31].

Tabla 2. Plantas usadas como diuréticas sin validación experimental

Nombre científico	Nombre vulgar
1. Allium cepa L.	Cebolla Blanca
2. Bidens pilosa L	Romerillo Blanco
3. Carica papaya L	Fruta bomba
4. Cassia alata,	Guacamayón
5. Caesalpinia bahamensis Lam,	Brasilete
6. Citrus aurantium L.	Naranja Agria
7. Costus cylindricus Jacq,	Caña de la India
8. Costus pictus Don	Caña Mexicana
9. Nectandra coriácea (Sw).	Sigua
10. Origanum vulgare L	Oregano
11. Parthenium hysterophorus L	Escoba amarga
12. Persea americana Mill,	Aguacate
13. Rhoeo spathacea (SW) Stearn	Cordovan
14. Roystonea Regia O.F,	Palma Real
15. Urera baccifera L	Chichicate
16. Zanthoxylum fagara L	Araña Gato

Independientemente de los factores anteriormente descritos se puede precisar que:

- Algunos de los metabolitos presentes en estas plantas que aparecen referidos en la literatura pueden explicar su mecanismo diurético.
- El empleo tradicional de estas plantas con fines diuréticos durante muchos años le confieren cierto aval de seguridad y efectividad.

Etapa 2. Valoración del efecto diurético

En la Tabla 3 y 4 así como en el Gráfico 1 y 2 se puede observar el efecto de la administración de los extractos vegetales utilizados, así como el de los controles negativos y positivos sobre el volumen de orina expresados en mL/ Kg de pv durante las 6 horas post administración de los mismos.

Este efecto fue variable destacándose que a la media hora de la administración sólo los extractos de la *Urera baccifera L* y el *Costus cylindricus Jacq* fueron capaces de provocar una mayor excreción de orina que el control negativo de forma significativa pero la misma fue significativamente menor, que la que produjo el control positivo, todos los otros extractos se comportaron de forma similar al control negativo.

A la hora de haberse administrado los extractos el volumen de orina excretado del *Parthenium hysterophorus L, Roystonea Regia O.F, Allium cepa L., Urera baccifera L, Carica papaya L, Caesalpinia bahamensis Lam* y *Costus cylindricus Jacq,* presentan un incremento significativo con relación al provocado por el control negativo pero no alcanzan al provocado por el control positivo.

Los extractos de *Origanum vulgare L, Costus pictus Don* y del *Citrus aurantium L.* tuvieron un comportamiento similar al control negativo durante el transcurso de las 6 horas estudiadas, pues aunque el volumen de orina fue mayor en el caso del *Origanum vulgare* L y el *Citrus aurantium,* este incremento no fue significativo.

Tabla 3. Volúmenes de orina mL/Kg durante 6 horas después del tratamiento

Grupos	Volúmenes de orina mL/Kg					
	1/2h	1h	2h	3h	4h	6h
1	0.56 ± 1.58	4.74 ± 4.40	15.54 ± 4.18	22.99 ± 9.00	27.69 ± 8.79	32.37 ± 9.53
2	17.68 ± 6.19 a	31.55 ±10.81 a	41.73 ± 15.35 a	46.92 ± 17.28 a	48.63 ± 17.27 a	54.40 ± 4.06 a
3	1.78 ± 2.46 b	11.86 ± 5.55 b	21.76 ± 4.57 b	26.95 ± 5.47 b	29.96 ± 7.53 b	34.61 ± 6.55 b
4	2.83 ± 6.32 b	10.64 ± 9.51 b	20.22 ± 7.64 b	24.86 ± 7.46 b	28.41 ± 5.00 b	30.72 ± 6.20 b
5	1.81 ± 2.,50 b	17.50 ± 3.72 ab	20.41 ± 7.67 b	23.19 ± 7.54 b	25.90 ± 11.29 b	35.36 ± 8.25 b
6	0.36 ± 0.05 b	8.36 ±1.55 ab	20.5 ± 5.45 b	25.21 ± 6.60 b	28.22 ± 7.52 b	33.4 ± 8.33 b
7	1.16 ± 2.14 b	14.00 ± 15.22 ab	21.39 ± 12.37 b	27.88 ± 12.47 ab	31.99 ± 13.03 ab	36.87 ±12.92 ab
8	9.94 ± 2.7 ab	14.08 ± 3.1 ab	19.87 ± 12.1 b	25.59 ± 2.16 b	32.24 ± 12.1 b	43.87 ± 9.4 ab
9	4,8 ± 4,67 ab	17,8 ± 4,7 ab	26,6 ± 6,3 ab	29,3 ± 3,24 b	31,93 ± 5,32 b	44,25 7,23 ab
10	2.06 ±1.32 b	22.10 ± 9.35 ab	26.34 ± 5.26 ab	31.85 ± 8.67 b	43.89 ± 7.23 b	45.98 ±8.26 ab

L, 9: Caesalpinia bahamensis Lam, 10 Roeo Spartaceas. Grupo 1 control negativo, 2 control positivo, 3 Citrus aurantium, 4 Origanum vulgare L, 5 Parthenium hysterophorus L, 6: Roystonea Regia O.F, 7Allium cepa L, 8: Urera baccifera

a) Significación con el control negativo, (b) Significación con la furosemida, test U de Mann Whitney

Fuente: Modelos de registros de la Unidad de Garantía de la Calidad de la UTEX-V

Tabla 4. Volúmenes de orina mL/Kg durante 6 horas después del tratamiento

Grupos	Volúmenes de orina mL/Kg					
	1/2h	1h	2h	3h	4h	6h
1	0.56±1.58	4.74 ± 4.40	15.54 ± 4.18	22.99 ± 9.00	27.69 ± 8.79	32.37 ± 9.53
2	17.68 ± 6.19 a	31.55 ±10.81 a	41.73 ± 15.35 A	46.92 ± 17.28 a	48.63 ± 17.27 a	54.40 ± 4.06 a
11	0.00 ± 0.00 b	5.65 ± 7.89 b	21.56 ± 8.78 B	33.90 ± 10.07 b	42.95 ± 8.19 a	50.40 ± 11.57 a
12	0.00 ± 0.00 b	9.24 ± 9.42 b	22.87 ± 10.23 B	30.93 ± 13.07 b	47.52 ± 13.80 a	54.68 ± 13.47 a
13	0.00 ± 0.00 b	9.84 ±11.98 b	21.90 ± 18.49 B	36.36 ± 15.98 ab	42.02 ± 13.94 a	47.94 ± 13.47 a
14	0.00 ± 0.00 b	5.66 ± 3.49 b	14.17 ± 8.48 B	27.75 ± 13.28 b	31.95 ± 13.30 b	40.46 ± 12.62 b
15	2.31 ± 2.03 b	7.77 ±2 .55 b	15.63 ± 4.47 B	18.57 ± 1.10 b	18.57 ± 1.10 b	19.37 ± 2.51 b
16	0.86 ± 0.25 b	17,47 ± 8,25 ab	29.45 ± 6.83 Ab	36,16 ± 9,45 a	42.55 ± 7.05 a	54,08 ±10,23 a
17	0.75 ± 0.46 b	9,36 ± 3,38 b	24.65 ± 5.26 Ab	30,94 ± 7,56 b	43.50 ±. 6.43 a	50,22 ± 7,72 a
18	9.05 ± 4.25 ab	23,32 ±7,79 ab	25.46 ± 4.56 Ab	40,52 ± 8,65 a	45.34 ± 7.89 a	52,89 ± 9,57 a

Grupo 1 control negativo, 2 control positivo, 11 Casia alata, 12 Persea americana Mill, 13 Zanthoxylun fagara L, 14 Nectadra coriácea, 15 Costus pictus D.Don, 16 Carica papaya L, 17 Bidens pilosa L, 18 Costus cylindricus Jacq

a) Significación con el control negativo, (b) Significación con la furosemida, test U de Mann Whitney

Fuente: Modelos de registros de la Unidad de Garantía de la Calidad de la UTEX-VC

En el *Costus pictus* a partir de las 3 horas con el uso de la dosis empleada no presenta un incremento sostenido, por lo que podemos plantear que de las plantas estudiadas estas son las que manifiestan una menor acción diurética. En estudios realizados usando dosis de 800 mg/Kg del *Costus pictus* se logró un incremento del volumen excretado pero aún inferior al del control positivo y de las otras plantas estudiadas[45]. En relación con el *Origanum vulgare* L se ha demostrado la capacidad de esta planta en la eliminación de los cálculos renales por lo que la misma puede mejorar algunos problemas urinarios [46].

Se debe llamar la atención que los extractos de las plantas *Casia alta, Persea americana Mill, Zanthoxylun fagara L, Carica papaya L, Bidens pilosa L y Costus cylindricus Jacq* durante las últimas 3 horas de evaluación fueron capaces de incrementar el volumen de orina excretado de forma similar al control positivo, destacando esto una acción diurética mayor de estos extractos a un tiempo más prolongado, donde además el efecto de la furosemida se hace menos intenso si se compra con los primeras horas de su administración.

La valoración general del comportamiento de dichas plantas se puede observar mejor en los Gráficos 1 y 2 en donde vemos claramente que durante las primeras 3 horas del estudio, ninguna planta se iguala al comportamiento del control positivo y solo los extractos de *Casia alata, Persea americana Mill, Zanthoxylun fagara L, Carica papaya L, Bidens pilosa L y Costus cylindricus Jacq* se acercan a la línea que representa al comportamiento del control positivo a partir de las 3 horas y que solo la *Carica papaya L y Costus cylindricus Jacq* la igualan. Los volúmenes excretados con estas a las 6 horas son ligeramente inferiores a los reportados para la Boldoa purpurascens Cav, que fue evaluada de forma similar38.

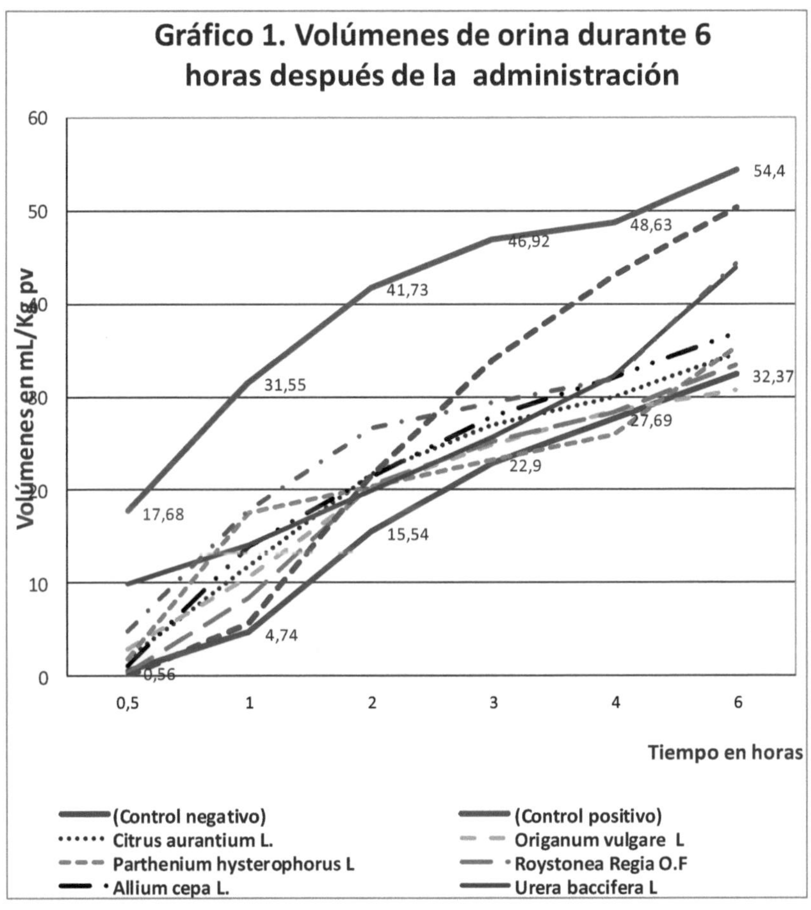

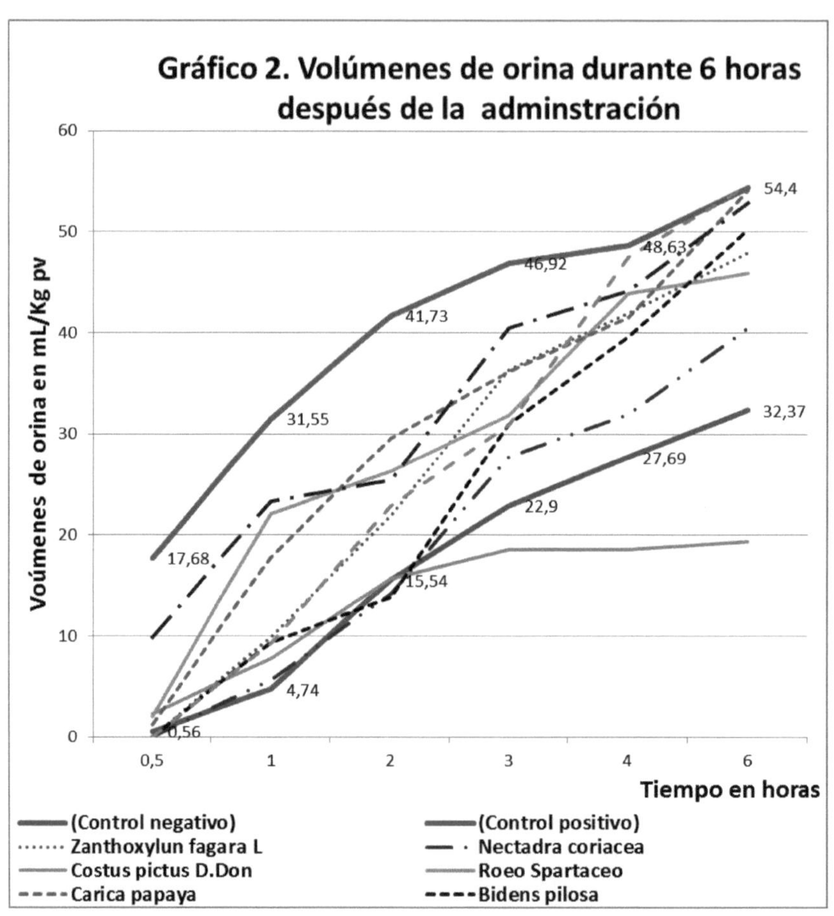
Gráfico 2. Volúmenes de orina durante 6 horas después de la adminstración
Voúmenes de orina en mL/Kg pv
60
50
40
30
20
10
0
54,4
48,63
46,92
41,73
31,55
32,37
27,69
22,9
17,68
15,54
4,74
0,56
0,5
1
2
3
4
6
Tiempo en horas
(Control negativo)
(Control positivo)
Zanthoxylun fagara L
Nectadra coriacea
Costus pictus D.Don
Roeo Spartaceo
Carica papaya
Bidens pilosa

TABLA5. EXCRECIÓN URINARIA, ACCIÓN Y ACTIVIDAD DIURÉTICA

Tratamiento	Excreción Urinaria	Acción Diurética	Actividad Diurética
Allium Cepa L.	92.18	1.13	0.67
Bidens pilosa *	25.55	1.55	0.92
Carica papaya *	135.2	1.67	0.99
Cassia alata *	126	156	0.93
Caesalpinia bahamensis Lam.	110.63	1.36	0.81
Citrus aurantium L	86.53	1.06	0.63
Costus cylindricus Jacq *	132.23	1.63	0.97
Costus pictus D. Don	48.43	0.59	0.36
Furosemida (Control positivo) *20 mg/Kg*	**136**	**1.68**	**1.0**
Nectandra coriacea (Sw.)	101.5	1.25	0.74
Origanum vulgare L.	76.8	0.94	0.56
Parthenium hysterophorus L.	88.4	1.09	0.65
Persea americana Mill. *	136.7	1.69	1.01
Roystonea Regia O.F	83.5	1.03	0.61
Roeo Spartacea	114.95	1.42	0.84
Urera baccifera L.	109.98	1.35	0.81
Zanthoxylum fagara L.	119.85	1.48	0.88

- Alta actividad diurética.

La Tabla 5 ilustra los valores de acción diurética y actividad diurética del grupo control positivo y los tratados con las sustancias de ensayos. Se puede apreciar en la misma que los valores de la acción diurética de las diferentes plantas con excepción de la Persea americana, Carica papaya, Costus cylindricus Jacq, Cassia alata y de la Bidens pilosa no alcanzan valores similares a la acción de la furosemida, y tienen una actividad diurética alta.

La actividad diurética constituye un indicador para la eficacia frente a los diuréticos de manera estándar y se ha empleado en varias investigaciones que evalúan este efecto [32,33]. La actividad diurética, del *Cotus pictus Don*, *Citrus aurantium* L, *Roystonea Regia O.F* y *Origanum vulgare* L fue baja, a diferencia de *Allium Cepa* L, *Nectandra coriacea (Sw.), Zanthoxylum fagara L, Caesalpinia bahamensis Lam*, *Parthenium hysterophorus L.*y la *Urera baccifera* L que se comportaron con una actividad moderada, *esta actividad fue alta en el Costus cylindricus Jacq, Carica papaya, Persea americana Mill, Bidens pilosa y Cassia alata* lo que las sitúa como las más eficaces dentro de las estudiadas en este grupo.

La actividad diurética de la *Persea americana Mill* puede estar relacionada con la presencia de potasio en sus hojas[47], pues se refiere que el elevado contenido de las sales potásicas presentes en la planta se asocia a la poderosa acción diurética [30], o posiblemente a otros compuestos antioxidantes como los polifenoles que presenta dicha planta [48,49, 50.]

En estudios publicados sobre la caracterización fitoquímica de la *Cassia alata L.* se determinó la presencia de metabolitos que pudieran estar asociados con el efecto diurético y a otras acciones biológicas que esa planta realiza,: se determinaron aceites volátiles en el extracto etéreo, en el extracto acuoso y alcohólico se observaron taninos y flavonoides[51, 52].

En los extractos de la *Bidens pilosa, Costus cylindricus jacq* y de la semillas de la *Carica papaya* se detectaron flavonoides y alcaloides, presentándose una mayor cantidad de flavonoides en la *Bidens pilosa y en el Costus cylindricus, mientras que* en las semillas de *Carica papaya se* presenta además de saponinas mayor cantidad de alcaloides, metabolitos estos que pudieran explicar la actividad diurética de las mismas [53].

Se midió el potencial antioxidante de las semillas de la *Carica papaya* que tienen un alto poder como antioxidantes naturales por lo que las mismas pudieran ser utilizados con este fin [54, 55]. La *Bidens pilosa* también presenta una capacidad antioxidante elevada por lo que es efectiva como hepatoprotectora[56] y frente a algunos tipos de cánceres [57, 58].

Estudios realizados para estudiar el mecanismo de acción, plantean que parece ser que algunos aceites esenciales, saponósidos y flavonoides podrían actuar a nivel glomerular más que en el túbulo, provocando un aumento de la circulación renal e incrementando así la tasa de filtración glomerular y la formación de orina primaria. El efecto obtenido sería, por tanto, una acuaresis[59]. Sin embargo, las sales de potasio podrían producir un efecto diurético gracias a un proceso osmótico[30].

Etapa 3. Evaluación Toxicológica.

La evaluación toxicológica de las plantas que más actividad diurética presentaron en nuestro estudio es de gran importancia para definir el posible uso de las mismas en las personas y en nuestro caso como son plantas usadas por la población desaconsejar su uso si algunas de ella presenta un potencial tóxico significativo que puede contribuir a dañar la salud de las mismas.

En los grupos que recibieron las preparaciones de las plantas que presentaron una actividad diurética significativa, no se encontraron evidencias de signos tóxicos durante los catorce días del experimento, presentaron en su totalidad un comportamiento normal exploratorio, reflejo postural normal, hábitos de aseo y respuesta habitual a los estímulos, así como consumo de alimento y agua como corresponde a la especie, además no se presentó mortalidad en ninguno de los grupos estudiados.

En la tablas 6 y 7 se relacionan el comportamiento en cuanto al peso de las ratas por sexo después de la administración de una dosis límite de 2000 mg/ Kg pv en el ensayo de toxicidad aguda por el método de las clases. En ella podemos apreciar que en todos los grupos se presentó un incremento adecuado del peso según la especie y sexo, demostrando esto que ninguna de las plantas que tenían actividad diurética elevada presentaron afectación en este parámetro que es un indicador importante de bienestar en estos animales.

TABLA 6. PESO CORPORAR PROMEDIO DE LAS RATAS MACHOS EVALUACIÓN TOXICOLÓGICA AGUDA.

PLANTA	N	PESO INICIAL(g)	PESO 7 DÍAS (g)	PESO 14 DÍAS (g)	INCREMENTO PESO (g)
Bidens pilosa	3	161	211	256	95
Carica papaya	3	200.2	267.3	280	79.8
Casia alata	3	200.2	286.6	290	89,9
Costus cylindricus Jacq	3	190	221	237	47
Persea americana Mill	3	197	272.2	309.4	112,4

Fuente: Modelos de registros de la Unidad de Garantía de la Calidad

TABLA 7. PESO CORPORAR PROMEDIO DE LAS RATAS HEMBRAS EVALUACIÓN TOXICOLÓGICA AGUDA.

PLANTA	N	PESO INICIAL(g)	PESO 7 DÍAS (g)	PESO 14 DÍAS (g)	INCREMENTO PESO (g)
Bidens pilosa	3	154	197	218	64
Carica papaya	3	166	189	216	50
Casia alata	3	197.8	228.8	252.1	54.3
Costus cylindricus Jacq	3	186	214	230	44
Persea americana Mill	3	191.4	222.6	244.0	52.6

Fuente: Modelos de registros de la Unidad de Garantía de la Calidad

En la evaluación patológica macro no se evidenció ninguna alteración en los órganos de los animales que se encontraban sometidos al estudio.

Teniendo en cuenta estos resultados se considera como **NO CLASIFICADO** según las regulaciones establecidas. Estos resultados coinciden con lo reportado para otras plantas estudiadas con un uso etnomédico establecidos, las que no presentan toxicidad aguda [60, 61]. Se han evaluado además la toxicidad subcrónica de la Carica papaya[62], Bidens pilosa[63] y la Persea americana [64], y no se encontró efectos tóxicos Sin embargo es importante destacar que estas plantas deben ser evaluadas en pruebas de toxicidad crónica ya que por el uso que se le daría a estas preparaciones vegetales sería por largos periodos de tiempo y pudieran producir reacciones tóxicas tardías.

VI. CONCLUSIONES

Las principales plantas utilizadas como diuréticas por nuestra población que carecen de validación experimental son: *Cassia alata* L, *Parthenium hysterophorus* L, *Citrus aurantium* L, *Allium cepa* L, *Origanum vulgare* L, *Costus pictus* D. Don, *Zantoxymum fagara* L, *Nectandra coriacea* (Sw), *Urera baccifera* L, *Persea americana* Mill, *Carica papaya L, Costus cylindricus Jacq, y Bidens pilosa L Roystonea Regia O.F, Caesalpinia bahamensis Lam.* Las menores actividades diuréticas las presentaron la *Origanum vulgare L, Costus pictus D y el Citrus aurantium L, Roeo Spartacea* por lo cual no debeque se evalúo cuales eran las mas efectivas y seguras para ser recomendado su uso. La actividad diurética de la *Persea americana Mill, Cassia alata* L, *Carica papaya L, Costus cylindricus Jacq y Bidens pilosa L* fueron altas, y dichas plantas no presentaron toxicidad aguda, por lo que las mismas pueden ser consideradas fuentes para el desarrollo de preparados farmacéuticos naturales que se puedan usar como diuréticos.

REFERENCIAS BIBIOGRÁFICAS

1. Ajazuddin, Saraf S. Legal regulations of complementary and alternative medicines in different countries. Pharmacogn Rev. 2012 ; 6(12):154-60.
2. Yasir M, Das S, Kharya MD. The phytochemical and pharmacological profile of Persea americana Mill. Pharmacogn Rev. 2010 Jan;4(7):77-84.
3. Morón F. Evidencia y uso de plantas medicinales en los sistemas de salud Rev Cubana Plant Med 2008; 13 (1) Editorial.
4. González M, Ramírez D. Antecedentes y situación reguladora de la medicina herbaria en Cuba. BLACPMA. 2007; 6(4):118-24.
5. Roig JT. Nitro. En: Plantas medicinales y aromáticas o venenosas de Cuba. La Habana: Editorial Científico-Técnica; 1998. p. 675-6. ttp://www.dsalud.com/numero56_1.htm
6. Pérez M, Sueiro M, Boffill M, Morón F, Marrero E, Rodríguez M, Estudio etnobotánico de las plantas más utilizadas como diuréticas en la Provincia de Villa Clara, Cuba. Boletín Latinoamericano y del Caribe de Plantas Medicinales y Aromáticas, 2011; 10 (1): 46 – 55.
7. Morón F. ¿Son importantes las plantas medicinales en la actualidad? Rev Cubana Plant Med. 2010;15 (.2) Editorial.
8. Marcia A, Jerome P, Kassirer MD. Medicina alternativa. Los riesgos de remedios no probados, no regulados. N Engl J Med [Internet]. 2005 Ago [citado el 21 de jun 2007]; 12(2): [aprox. 4 p.]. Disponible en: http://www.homowebensis.com/archivos/editorial/
9. Pérez M, Cid M, Méndez R, Rodríguez M, Arboláez M. Proposal of guideline for clinical trial protocols with herbal drugs. J Biomed [Internet]. 2007 Ene [citado el 2 de ene de 2007];1(1): [aprox. 4 p.]. Disponible en: http://biomed.uninet.edu/2007/n1/perez.html

10. Gupta PC, Sharma N, Rao ChV. A review on ethnobotany, phytochemistry and pharmacology of Fumaria indica (Fumitory). 2012; 2(8):665-9.
11. Boffill MA. Plantas medicinales usadas en Cuba con efecto diurético comprobado experimentalmente. Medicentro Electrón [Internet]. 2008. [citado el 12 de feb 2010]; 11(2): [aprox. 4 p.]. Disponible en: http://www.vcl.sld.cu/sitios/medicentro/paginas%20de%20acceso/Sumario/ano%202008/v12n1a08/plantas81.htm
12. Guevara M, González S, Álvarez A. Uso etnomédico de la corteza de *Mangifera indica* L. en Cuba. Rev Cubana Plant Med. [Internet]. 2008 [citado el 5 mar de 2010];9(1): [aprox. 5 p.]. Disponible en:
13. Zheng XL, Wei JH, Sun W, Li RT, Liu SB, Dai HF. Ethnobotanical study on medicinal plants around Limu Mountains of Hainan Island, China. J Ethnopharmacol. 2013; 148(3):964-74.
14. Macías BP. Terapia con plantas medicinales. En: Plantas medicinales y embarazo. Oriente: Oriente; 2009. p. 41-55.
15. Verpoorte R, Choi YH, Kim HK. Ethnopharmacology and systems biology: a perfect holistic match. J Ethnopharmacol. 2005; 100:(1-2):53-6.
16. Andrade-Cetto A. Ethnobotanical study of the medicinal plants from Tlanchinol, Hidalgo, México. J Ethnopharmacol. 2009; 122(1):163-71 25.
17. Andrade-Cetto A, Heinrich M. From the field into the lab: useful approaches to selecting species based on local knowledge. Front Pharmacol. 2011; (2): 20.
18. Teklehaymanot T., Giday M. Quantitative ethnobotany of medicinal plants used by Kara and Kwego semi-pastoralist people in lower Omo River Valley, Debub Omo Zone, Southern Nations, Nationalities and Peoples Regional State, Ethiopia J. Ethnopharmacol.2009; 130, 76–84.
19. Nunkoo DH, Mahomoodally MF.Ethnopharmacological survey of native remedies commonly used against infectious diseases in

the tropical island of Mauritius.J. Ethnopharmacol. 2012; 143(2):548-64.

20. Li T, Peng T. Traditional Chinese herbal medicine as a source of molecules with antiviral activity. Antiviral Res. 2013; 97(1):1-9.

21. Karou SD, Tchacondo T, Djikpo Tchibozo MA, Abdoul-Rahaman S, Anani K, Koudouvo K, Batawila K, Agbonon A, Simpore J, de Souza C. Ethnobotanical study of medicinal plants used in the management of diabetes mellitus and hypertension in the Central Region of Togo. Pharm Biol. 2011; (12):1286.

22. TRAMIL. [Internet]. República Dominicana: Requerimientos de encuestas. Programa de investigación aplicada a la medicina popular del Caribe. Inc.; 2010 [actualizado el 4 de abr de 2010; citado el 5 de Ago de 2005]. Disponible en: http://www.funredes.org/endacaribe/Tramil.html

23. Beyra A, León MC, Iglesias E. Estudios etnobotánico sobre plantas medicinales en la provincia de Camagüey (Cuba). Anales del Jardín Botánico de Madrid. 2008; 61(2):185-204

24. Dutta KN, Chetia P, Lahkar S, Das S. Herbal Plants Used as Diuretics: A
comprehensive Review. Journal of Pharmaceutical Chemical and Biological Sciences (JPCBS). 2014; 2(1): 27-32.

25. Kakesse M, Fokam MA, Pancha OM,Abakar D, Dimo T. Evaluation of the diuretic effects of crude stem bark extraction of Zanthoxylum heitzii (Rutaceae) in Wistar rats. J Integr Med. 2015; 13(5):326-35. doi: 10.1016/S2095-4964(15)60188-1.

26. Liu Z, Yang L , Li L, Wei R, Luo X, Xu T, Huang Y, et al. Diuretic and Antidiuretic Activities of Ethanol Extract and Fractions of Lagopsis supina in Normal Rats. Biomed Res Int. 2019; 2019:6927374. doi: 10.1155/2019/6927374. E Collection 2019.

27. Masroor D, Baig SG, Ahmed S, Ahmad SM, Hasan MM. Analgesic, anti-inflammatory and diuretic activities of Cicer arietinum L. Pak J Pharm Sci. 2018;31(2):553-558

28. Lorenzo G, Boffill M, Monteagudo E. Evaluación preliminar de la actividad diurética de Bidens Alba y Carica Papaya L. Rev Medicentro. Electrónica [Internet]. 2003 Sep [citado el 12 de feb

2010]; 7(1): [aprox. 5 p.]. Disponible en: http://www.vcl.sld.cu/sitios/medicentro/paginas%20de%20acceso/Sumario/ ano%202003/v7n1a03/evaluacion.htm.

29. Pérez M, Boffill M, González D.M, Monteagudo E. Efecto de la administración oral continuada de *Boldoa purpurascens* Cav. sobre diferentes variables fisiológicas en ratas. BLACPMA.2009; 8(3):204-10.

30. Comprobación de la actividad diurética de una flavona aislada a partir de *Boldoa purpurascens* Cav. Rev Cub Farm. [Internet]. 2008 [citado el e de marzo de 2010]; Sup Esp (3): [aprox. 8 p.]. Disponible en: http://bvs.sld.cu/revistas/far/vol42_sup2_08/vol42_sup2_08.pdf

31. Beyra A, León MC, Iglesias E. Estudios etnobotánicos sobre plantas medicinales en la provincia de Camagüey (Cuba). Anales del Jardín Botánico de Madrid. 2008; 61(2):185-204

32. Perez I, Field AM, Churches AN, Herrera R, Eagle M, García L. Acute toxicity and diuretic effect of the Commelina elegans H.B.K (tube). Rev Cubana Farm. 2006; 40:101.

33. Perez I, Olivera O, Reynaldo I, Batista J, Grinión LE, Pestano Y. Acute Toxicity and diuretic effect of the bryophyllum pinnatum LAM (everlasting flower). Rev Cubana Farm. 2006; 40:101.

34. Iglesias E, Turiño JE, Fernandiz D, Herrera R. Efecto diurético y toxicología oral aguda de la decocción de la Peperomia pellucida L H.B.K. Rev Cubana Farm. 2002; 36:97.

35. Martínez Novellas Y. Efecto diurético del Tamarindus indica en ratas. Rev Cubana Farm. 2007; 41:179.

36. Ortiz Y. Farmacognosia y química de los productos naturales para estudiantes de tecnología de la salud. Material de apoyo. Granma; 2006

37. Kurkin VA, Zaitseva EN, Kurkina AV, Dubishchev AV, Pravdivtseva OE. Comparative Study of Diuretic Activity of Hydroalcoholic Extracts from Medicinal Plants Containing Flavonoids. Bull Exp Biol Med. 2015; 159(3):368-71. doi: 10.1007/s10517-015-2965-y.

38. Alonso-Castro AJ, Arana-Argáez VE, Deveze-Alvarez MA,Chan-Zapata I, Torres-Romero JC, Carranza-Álvarez C, et al. Anti-inflammatory and diuretic effects of the diterpene ent-dihydrotucumanoic acid. Drug Dev Res. 2019 Sep;80(6):800-806. doi: 10.1002/ddr.21561

39. Guyton A. Integración de los mecanismos renales para el control del volumen sanguíneo y del volumen del líquido extracelular; regulación renal de potasio, calcio, fosfato y magnesio. En: Tratado de fisiología médica. New York: McGraw-Hill; 2001. p. 401-15.

40. Jackson EK. Diuréticos. En: Goodman A, Goodman LS, Gilman A, Mayer SE. En: Las Bases Farmacológicas de la Terapéutica: 9na Ed. Mexico: McGraw-Hill Interamericana; 1998. p. 735-63.

41. Livero FA, Menetrier JV, Lourenco ELB, Junior AG. Cellular and Molecular Mechanisms of Diuretic Plants: An Overview. Curr Pharm Des. 2017;23(8):1247-1252. doi: 10.2174/1381612822666161014114437.

42. A, Aurelio M, Botelho EL. Natriuretic and diuretic effects of *Tropaeolum majos* (tropaeolaceae) in rats. Journal of Ethnopharmacology.2009; 122:517-22.

43. Kadir MF, Bin Sayeed MS, Mia MM. Ethnopharmacological survey of medicinal plants used by indigenous and tribal people in Rangamati, Bangladesh. J Ethnopharmacol. 2012 Dec 18;144(3):627-37

44. Pimentel E. Estudio etnobotánico de las plantas medicinales en el Valle de San Andrés. [Gasparotto Monografía en Internet]. Ene 2004 [citado 16 de abril de 2010]: [aprox. 10 p.]. Disponible en: http://www.monografias.com/trabajos71/estudio-etnobotanico-plantas-medicinales/estudio-etnobotanico-plantas-medicinales-.shtml.

45. Pérez M, Sueiro M, Boffill M, Morón F, Amador M, Monteagudo E, Lorenzo G. Actividad diurética de una decocción de *Costus pictus* D. Don. Revista Cubana de Plantas Medicinales.2010; 15(2)3-12.

46. Aslam Khan, Samra Bashir, Saeed R Khan, and Anwar H Gilani. Antiurolithic activity of *Origanum vulgare* is mediated through multiple pathways. BMC Complement Altern Med. 2011 ; 11:96.
47. El potasio, magnesio y azufre en el aguacate. [Internet].Ene 2008.México:[citado 25 Feb 2009] [aprox. 1 pantalla]. Disponible en: http://www.ipni.net/ppiweb/mexnca.nsf/$webindex/30A2F255C4C5 DF0C06256C15 005FAC89?opendocument&navigator=aguacate.
48. Yasir M, Das S, Kharya MD. The phytochemical and pharmacological profile of Persea americana Mill. Pharmacogn Rev. 2010;4(7):77-84.
49. Kosińska A, Karamać M, Estrella I, Hernández T, Bartolomé B, Dykes GA.Phenolic compound profiles and antioxidant capacity of Persea americana Mill peels and seeds of two varieties. J Agric Food Chem. 2012; 60(18):4613-9.
50. Rodríguez-Carpena JG, Morcuende D, Andrade MJ, Kylli P, Estévez M.Avocado (Persea americana Mill.) phenolics, in vitro antioxidant and antimicrobial activities, and inhibition of lipid and protein oxidation in porcine patties. J Agric Food Chem. 2011;59(10):5625-35
51. Barrese Y,Hernández ME, García O. Caracterización y estudio fitoquímico de Cassia alata L. Rev Cubana Plant Med. [Internet]. 2008 ;9(1):
52. Varghese GK, Bose LV, Habtemariam S.Antidiabetic components of Cassia alata leaves: identification through α-glucosidase inhibition studies. Pharm Biol. 2013; 51(3):345-9.
53. Boffill M, Lorenzo G, Monteagudo E, Suerio M, Martinez Y, Matos J, Loy S. Diuretic activity of five medicinal plants used popularly in Cuba. *Pharmacologyonline* 3: 435-441 (2006)
54. Norshazila S Jr, Syed Zahir I, Mustapha Suleiman K, Aisyah MR, Kamarul Rahim K. Antioxidant levels and activities of selected seeds of malaysian tropical fruits. Malays J Nutr. 2010; 16(1):149-59.

55. Zhou K, Wang H, Mei W, Li X, Luo Y, Dai H. Antioxidant activity of papaya seed extracts. Molecules. 2011; 16(8):6179-92.
56. Yuan LP, Chen FH, Ling L, Dou PF, Bo H, Zhong MM, Xia LJ. Protective effects of total flavonoids of Bidens pilosa L. (TFB) on animal liver injury and liver fibrosis. J Ethnopharmacol. 2008;116(3):539-46
57. Nakama S, Ishikawa C, Nakachi S, Mori N. Anti-adult T-cell leukemia effects of Bidens pilosa. Int J Oncol. 2011;38(4):1163-73.
58. Wu J, Wan Z, Yi J, Wu Y, Peng W, Wu J. Investigation of the extracts from Bidens pilosa Linn. var. radiata Sch. Bip. for antioxidant activities and cytotoxicity against human tumor cells. J Nat Med. 2013; 67(1):17-26.
59. Kazama CC, Uchida DT, Canzi KN, de Souza P, Crestani S, Gasparotto A Jr, Laverde A Jr. Involvement of arginine-vasopressin in the diuretic and hypotensive effects of Pereskia grandifolia Haw. (Cactaceae). J Ethnopharmacol. 2012;144(1):86-93.
60. Awobajo FO, Omorodion-Osagie E, Olatunji-Bello II, Adegoke OA, Adeleke TI. Acute oral toxicity test and phytochemistry of some West African medicinal plants. Nig Q J Hosp Med. 2009; 19(1):53-8.
61. Freitas PC, Pucci LL, Vieira MS, Lino RS Jr, Oliveira CM, Cunha LC, Paula JR, Valadares MCDiuretic activity and acute oral toxicity of Palicourea coriacea (Cham.) K Schum. J Ethnopharmacol. 2011; 134(2):501-3.
62. Afzan A, Abdullah NR, Halim SZ, Rashid BA, Semail RH, Abdullah N, Jantan I, Muhammad H, Ismail Z.Repeated dose 28-days oral toxicity study of Carica papaya L. leaf extract in Sprague Dawley rats. Molecules. 2012; 17(4):4326-42.
63. Boffill M, Sánchez C, Betancout E, Garcia M, Lorenzo G, Sainz O. Toxicological evaluation of an infusion of *Bidens pilosa. Pharmacologyonline 2006; 3: 428-434.*
64. Ozolua RI, Anaka ON, Okpo SO, Idogun SE.Acute and sub-acute toxicological assessment of the aqueous seed extract of Persea americana Mill (Lauraceae) in rats. Afr J Tradit Complement Altern Med. 2009; 6(4):573-8.

ANEXO 1

GUÍA DE ENTREVISTA EN PROFUNDIDAD

Objetivo: Determinar las plantas medicinales más utilizadas por la población de forma tradicional con fines diuréticos en 8 Municipios de la Provincia de Villa Clara.

Introducción: Se realizó la presentación a los yerberos, explicándole el objetivo de la entrevista.

Desarrollo: La entrevista se realizó en ambiente agradable, en la vivienda de cada informante con la privacidad requerida, con una duración de media a una hora. El entrevistador no emitió juicios, permitiendo que el entrevistado hablara aunque no fuera de temas relacionados y prestó atención en todo momento. La información fue recogida en papel por el entrevistador.

Guión de la entrevista:

1. Plantas medicinales utilizadas para favorecer la eliminación de orina
2. Forma de preparación del remedio especificando la parte de la planta
3. Localización de las plantas en la comunidad

ANEXO 2

CUESTIONARIO

Solicitamos su colaboración para el desarrollo de un proceso investigativo sobre la utilidad de algunas plantas medicinales utilizadas en la medicina tradicional para el tratamiento de las afecciones urinarias y con fines diuréticos.

Por favor, si está de acuerdo en colaborar, responda las siguientes preguntas:

1.- ¿Conoce Ud. alguna(s) planta(s) utilizada(s) con estos fines?

Si: __ No: __

2.- ¿Cuáles son? ________________, ______________, ________________, ____________________, ________________, ________________,

3.-¿La(s) ha utilizado alguna vez? ¿Para qué? (Indicación)

Si: __ No: __

Nombre de la Planta	Indicación o Uso
a)	a)
b)	b)
c)	c)
d)	d)

4.- ¿Quién se la prescribió o le sugirió su uso?

a) ___ Médico b)___ Curandero c) ___ Familiares d) ___ Vecinos o amigos

e) ___Otros ¿cuáles? ________________, ________________, __________________, ________________, ____________________

5-¿En qué forma la(s) ha utilizado?

a) ___ Infusión b) ___ Cocimiento c) ___ Planta cruda

d) ___ Otra forma ¿Cuál? __________________________

6.- ¿Cómo la preparó? (Describa el modo de preparación del remedio especificando la parte de la planta empleada: *hojas, tallo, raíces, flores, frutos.*

____

____

7.-¿La ha consumido sola o conjuntamente con otras sustancias? En el caso de que la haya consumido con otras sustancias responda:

Con medicamentos ¿cuáles? ________________, ________________, ________________, ________________

8.- ¿Dónde encuentra Ud las plantas?

a) ___ El patio b) ___ Fuera de la casa c) ___ Las compra.

¿Dispone de un ejemplar a su alcance? Si: ___ No ___

9.- ¿Durante qué tiempo la utilizó?

a) ___ Un día b) ___ Menos de una semana c) ___ Más de una semana

d) ___ Un mes e) ___ Varios meses f) ___ Un año g) ___ Más de un año

10.-¿Qué resultados obtuvo con su empleo?

a) ___ Mejoría b) ___ No mejoró c) __ Empeoramiento

Conoce otras plantas medicinales ¿cuáles? ____________________________,

11.- ¿Conoce Ud si esa planta se ha estudiado científicamente?

Si: __ No: __

¿Dónde lo escuchó? a) ___La radio b) ___T.V c) ___ Libros, revista, periódico d) ___ Internet

12.- ¿Conoce alguna precaución que debe tomarse durante el tratamiento? Si: ___ No: ___ ¿Cuál(s)?______________, ______________, ________________, ________________

a) ¿La ha usado en niños? Si: ___ No: ___

b) ¿La ha usado en ancianos? Si: ___ No: ___

ANEXO 3.

GUÍA DE ENTREVISTA FOCALIZADA

Objetivo: Diferenciar entre el saber popular y el saber científico atribuido a las principales plantas diuréticas utilizadas por la población cubana.

Introducción: Se realizó la presentación a los médicos expertos en medicina tradicional con conocimientos en fitoterapia clínica.

Desarrollo: La entrevista se realizó en ambiente agradable, en el puesto de trabajo del informante con la privacidad requerida. Se evitaron las barreras que pudieran obstaculizar la comunicación, facilitando ganar la confianza del entrevistado y fomentar la empatía. La información fue recogida en papel por el entrevistador.

La entrevista fue desarrollada a través de las siguientes preguntas:

1. ¿Conoce alguna(s) planta(s) empleadas con fines diuréticos?. Menciónelas
2. ¿Sabe usted cuales carecen de validación científica?
3. ¿Cuáles prescribe habitualmente a sus pacientes?

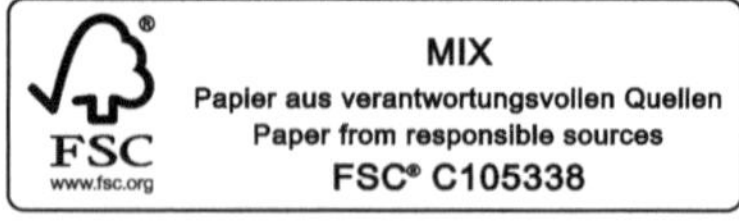

Printed by Books on Demand GmbH, Norderstedt / Germany